NOTICE

SUR

LES EAUX MINÉRO-THERMALES

DE BAGNOLES

Département de l'Orne,

SUIVIE D'UNE NOTE SUR LE MÊME SUJET ADRESSÉE A L'ACADÉMIE DES SCIENCES,

Par M. le docteur A. TESTE,

Membre de la Société géologique de France, etc.

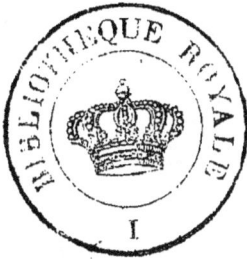

PARIS

IMPRIMERIE DE LACOUR,

Rue Saint-Hyacinthe-Saint-Michel, 33.

1847

NOTICE

SUR

LES EAUX MINÉRO-THERMALES

DE BAGNOLES.

Bagnoles est un hameau du département de l'Orne. Quelques forêts domaniales, un lac, des rochers et des pelouses arides forment tout son territoire. Cependant il figure sur les cartes de France; mais il ne doit cet honneur qu'à l'existence de ses eaux thermales.

Un bon nombre de savants se sont déjà occupés de ses eaux. Les uns en ont donné l'analyse, les autres en ont déterminé les vertus thérapeutiques, tous en ont fait l'éloge; et, si jusqu'à présent, ces panégyriques ont trouvé peu d'écho, c'est que la mode, cette folle déesse qui a tant d'autels dans notre pays, est injuste et bizarre dans la répartition de ses faveurs. — Vivant paisiblement, sur une sorte de renommée de famille, Bagnoles reçoit à peine, chaque année, quelques centaines de baigneurs qui s'y donnent rendez-vous, les uns par reconnaissance, les autres sur la foi de leurs amis. — Et pourtant, je le prédis, ce modeste établissement thermal deviendra très prochainement un des plus célèbres de France.

Situé sur les confins de la Normandie et du Maine, Bagnoles est à soixante lieues de Paris, à une journée du Hâvre, de Caen, de Rennes et de Laval, à une lieue de Laferté-Macé. Toutes les routes de l'Ouest y aboutissent ou se croisent dans les environs.

Une circonstance presque fortuite m'y conduisit pour la première fois. Atteint d'une gastrite chronique, épuisé par les veilles et sentant la nécessité du repos, je voulais quitter Paris sans trop m'en éloigner. Un de mes anciens clients, M. le comte de R..., me nomma Bagnoles et je partis. Merci mille fois, M. le comte; je vous dois, indépendamment de la santé que je recouvrai dans ma retraite, les curieuses observations dont je vais écrire le sommaire, et quatre mois de délices (1).

(1) L'établissement de Bagnoles ouvre le 1er juin et ferme le 1er octobre. — Les baigneurs y trouvent, à des prix médiocres, une table bien servie et des appartements commodes. — L'administration des voiture

En ma double qualité de baigneur et de médecin, je suis, mieux que personne, édifié sur les propriétés des eaux de Bagnoles. La reconnaissance me fait un devoir de dire ce que j'en sais ; mais qu'il me soit d'abord permis de décrire, en quelques mots, un lieu dont je garderai toujours le plus suave souvenir.

Représentez-vous, au milieu d'un pays, d'aspect sauvage, aride ou boisé, l'immense cratère d'un volcan ravivé par les eaux, ou mieux encore, une fraîche vallée des Alpes, tapissée de lierre et de rhododendron, menacée de toutes parts de roches escarpées et déchirée par un torrent ; sur les deux rives sablonneuses ou gazonnées de ce torrent, quelques grandes maisons blanches, une chapelle rustique, un kiosque à toit de chaume, puis enfin, deux ou trois pavillons s'égarant dans un parc d'une demi-lieue de tour et se cachant çà et là sous la feuillée : voilà Bagnoles. Que, du reste, l'on me dispense d'une plus grande précision ; car il y a dans cette gorge du Mont-Blanc, réduite aux proportions d'un point de vue de diorama, tant de beautés de détails, de pittoresque et d'imprévu, que la plume est impuissante à en rendre l'aspect, — Un peintre de paysages y trouverait le sujet de cent tableaux ; et nos *touristes* vont si loin chercher des impressions !

Ainsi que tous les autres établissements du même genre, Bagnoles a son histoire et surtout sa légende. Un vieux cheval poussif, aurait, suivant le récit anonyme d'un chroniqueur du dix-septième siècle, révélé le premier, aux habitants des alentours, les vertus curatives de leur source thermale. « Atteints qu'ils étaient, « dit notre auteur, d'une gale affreuse ressemblant à la lèpre, ils s'y « baignèrent, et devinrent sains et propres comme on l'est en naissant, et, le cheval poussif, après avoir bu quelque temps de cette « eau, se guérit si parfaitement, qu'il fit l'admiration de ceux qui « l'avaient vu hors d'état de servir. »

Parmi les premiers imitateurs de ce cheval inspiré, figure dans la même tradition, un religieux paralytique, qui, en arrivant à Bagnoles, aurait fait vœu de franchir, s'il guérissait, un précipice de trois mètres de large, séparant deux roches en aiguilles, auxquelles le nom de *Roches du Capucin* est resté jusqu'à présent pour attester qu'en effet ce téméraire vœu fut accompli.

Quoi qu'il en soit de ces prodiges équivoques, la réalité est que la découverte des eaux de Bagnoles ne semble pas remonter au-delà du seizième siècle. Le nom même de ce hameau confirme cette hypo-

rue du Bouloy, 11, y transporte directement les voyageurs de Paris en dix-huit heures.

thèse. Bagnoles dérive évidemment de *bagnum*, expression de basse latinité, et que nous trouvons souvent substituée à *balneum* dans les chartes du moyen-âge. On sait, d'ailleurs, qu'après les guerres d'Italie, sous François Ier, le latin, remis en vogue par les écrivains de la renaissance, fournissait invariablement la racine de tous les noms propres nouveaux. L'époque supposée de dénomination concorde donc ici avec l'époque authentique où l'on commença à s'occuper des eaux dont nous parlons.

En 1692, Pierre Hélie, secrétaire du roi au grand collége de Falaise, devient propriétaire de la vallée de Bagnoles, s'y guérit d'une maladie grave, et y fonde, par reconnaissance, un établissement qui, depuis, va toujours s'agrandissant. Une visite officielle du célèbre Geoffroy, doyen de la faculté de Paris, est pour ainsi dire, vers la même époque, le baptême scientifique de l'établissement de Pierre Hélie. Enfin, Geoffroy fils publie, dans le journal de Verdun, une analyse de l'eau thermale inaugurée par son père, et voilà les sources de Bagnoles signalées au monde savant.

Ces sources, qui sont loin d'offrir un intérêt égal, sont au nombre de trois : deux sont froides, légèrement gazeuses et ferrugineuses à des degrés différents; la troisième, la plus importante, est thermale et sulfureuse.

Cette eau, qui s'échappe du sol à une température de 25 degrés centigrades, est incolore, d'une remarquable limpidité, douce, onctueuse au toucher, et d'une très légère saveur d'œuf cuit qui n'a rien de désagréable. L'illustre Vauquelin et M. Thierry (de Caen), qui en ont fait l'analyse sur les lieux, au mois d'octobre 1813, y ont constaté, indépendamment de différents principes minéralisateurs, tels que le fer, le soufre, et quelques chlorures en quantité minime, « la présence d'un fluide élastique où prédominait une « grande quantité d'un gaz qui a présenté les caractères de l'azote, « mais qui mérite un examen ultérieur. » Enfin, les mêmes chimistes reconnurent, dans le sédiment des trois sources, une matière organique azotée, analogue à la *barégine* et chargée de différents principes minéraux, notamment de silice et de soufre à l'état d'extrême division.

Tels sont, à cela près des proportions numériques que j'ai cru devoir négliger, les résultats de l'analyse effectuée en 1813, par les deux chimistes que j'ai nommés. Mais si cette analyse prouve l'importance que, dès cette époque, on attribuait à l'eau thermale de Bagnoles, elle était très loin d'en expliquer les qualités saillantes. Indépendamment de son action thérapeutique, toute spéciale, et quelquefois merveilleuse, ainsi qu'on en pourra juger par la lec-

ture entière de cet opuscule, cette eau jouit de la propriété singulière de décaper presque instantanément à sa source, mais à sa
source seulement, les métaux les moins oxidables. Je conserve chez
moi des fragments de tuyaux de conduite, tant en cuivre qu'en
plomb, perforés de part en part dans l'espace de quelques années.
Or, à quelle cause rapporter cet étrange phénomène? peut-être à
un courant électro-magnétique ; mais la question est à résoudre.
Quant aux propriétés médicales des eaux de Bagnoles, on peut juger de leur importance par les témoignages des savants qui se sont
contentés de les étudier de ce point de vue d'utilité.

Les deux Geoffroy recommandent l'eau thermale dans le traitement de l'*asthme*, de la *phthisie*, de *toutes les maladies de peau*, de la
scrofule, des *tumeurs abdominales*, du *rachitisme*, et surtout des *rhumatismes* et de la *paralysie*.

« J'ai eu sous les yeux, dit Geoffroy fils, trois exemples de para-
« lysies guéries en une ou deux saisons de quinze à dix-huit jours
« chacune.

« Le premier cas était une paralysie des mains, suite de rhuma-
« tismes existant depuis un an ; le deuxième une paralysie générale;
« et le troisième une hémiplégie par apoplexie.

« Je vis encore, ajoute Geoffroy, un enfant rachitique, âgé de dix
« ans, qui guérit sous mes yeux, en deux mois, et le vieux curé de
« Tessé-Froulay, qui se débarrassa d'un tremblement nerveux, dont
« il était depuis longtemps incommodé. »

De 1760 à 1780, un grand nombre d'observations analogues fu-
rent recueillies par MM. les docteurs Maignan, Capelle et Bourget,
intendants brevetés des eaux. C'est ainsi que, pendant le seul été de
1777, ces médecins constatèrent la guérison de cinq paralytiques
déclarés incurables, sans compter celle d'un chapelain de la Sainte-
Chapelle, qui, envoyé à Bagnoles par le célèbre J.-L. Petit, laissa
au concierge de l'établissement, le certificat détaillé d'une cure
qu'il regardait comme miraculeuse.

A la tête des notabilités médicales qui ont préconisé les eaux de
Bagnoles, figurent Lieutaud et Alibert. Enfin, le docteur Piette,
qui fut pendant *cinquante-sept ans* médecin de l'établissement, nous
a laissé, sur les résultats de ses observations, des documents pleins
d'intérêt.

Il recommande surtout les eaux de Bagnoles dans les *maladies de
la peau rebelles ou invétérées*, les *rhumatismes chroniques*, les *affections
goutteuses qui se fixent sur l'estomac et sur les intestins*, les *ulcères atoniques*, les *anciennes plaies d'armes à feu*, les *ankyloses*, les *douleurs
ostéocopes*, les *sciatiques*, les *engorgements articulaires*, les *plaies*, les

ulcères atoniques, les *engorgements des glandes du cou*, les *gastralgies*, l'*aménorrhée, etc.*, et les défend aux personnes atteintes d'*hémoptysie*.

M. Isidore Bourdon, membre de l'Académie royale de médecine, et qui fut pendant quelques années inspecteur des eaux de Bagnoles, confirme, à quelques restrictions près, les assertions de son prédécesseur ; puis, insistant sur quelques circonstances omises dans la relation de feu Piette, il signale, entre autres, la propriété singulière et très positive qu'a l'eau de Bagnoles de *blanchir* la peau.

M. le docteur Poullain, chirurgien-major, attaché pendant huit ans au service militaire de Bagnoles et maintenant chirurgien en chef de l'hôpital militaire de Lyon, a déposé au bureau de la guerre une liasse d'observations malheureusement restées inédites, et qui seules, suffiraient pour fonder la réputation d'un établissement thermal.

M. le docteur Vauchenel, excellent praticien de la Ferté-Macé, rapporte également un assez grand nombre de cures remarquables dues à l'action des eaux de Bagnoles, et parmi lesquelles figure en première ligne celle de l'ancien curé de Sauvagère, guéri *en quelques jours* d'une maladie de peau très rebelle, sorte de lèpre, dit l'observateur, qui le couvrait de la tête aux pieds (1).

Un médecin de Domfront, M. Ledemé, inspecteur de la source, attribue aux eaux de Bagnoles une efficacité à peu près égale dans les six grandes classes de maladies suivantes :

« 1° Les *paralysies*, les *sciatiques* et les autres *névralgies* franches « non compliquées et récentes ;

« 2° Les maladies chroniques du système *osseux* et *ligamenteux*, « comme *ankyloses, contractures, tumeurs blanches, nécroses, caries* « *superficielles*, lorsque ces affections sont commençantes et qu'elles « n'ont point encore produit l'érosion ou la destruction des par- « ties ;

« 3° Les *rhumatismes chroniques* ;

« 4° Les *engorgements* ou *tumeurs blanches* non ulcérées ;

« 5° Les *affections chroniques de la peau*, à forme *bulleuse, vésicu-* « *leuse* ou *papuleuse* ;

« 6° Les maladies des femmes, comme *suite de couches, lait épan-* « *ché, engorgement de l'utérus, relâchement, fleurs blanches, leuchorée.* « *chlorose* ou *pâles couleurs*, etc. »

(1) Un fait analogue s'est passé sous mes yeux. Consulté lors des premiers jours de mon arrivée à Bagnoles par une dame de Couterne, atteinte d'une affection herpétique qui la défigurait ; je ne reconnus pas cette dame huit jours après, tant elle était changée à son avantage.

Après avoir exposé dans un de ses rapports à M. le ministre du commerce à l'Académie de médecine, les effets physiologiques de l'eau thermale de Bagnoles, administrée intérieurement et extérieurement, ce médecin ajoute :

« La vertu la mieux constatée des eaux de Bagnoles, la plus certaine, la plus efficace, nous a paru résider dans la propriété qu'elles ont de guérir ou de soulager considérablement ces états particuliers et apyrétiques de l'estomac, que naguère on qualifiait bien à tort de gastrites chroniques, et qu'on appelle aujourd'hui des gastralgies.

« En effet, toutes les fois qu'un malade présente un trouble des fonctions digestives, consistant en défaut d'appétit, lenteur des digestions, inertie des intestins, borborygmes, constipation, ou quelquefois diarrhée passagère, langueur et abattement général sans soif et sans fièvre; que cet état persiste depuis un temps assez long; qu'il a été infructueusement traité ; qu'il reconnaît pour causes des affections morales; qu'il est indépendant de lésions organiques, quelle que soit d'ailleurs la série si bizarre des symptômes secondaires, on peut être assuré que le malade sera, sinon guéri, au moins considérablement soulagé par l'usage externe et interne des eaux de Bagnoles.

« Nous signalons cette propriété dans les eaux de Bagnoles, parce qu'elle nous a paru évidente, parce qu'elle est certainement indépendante des circonstances accessoires et secondaires des eaux. « Un des médecins les plus distingués de la capitale, M. Alexandre Le Breton, depuis vingt-sept ans, envoie, chaque année, à Bagnoles, plusieurs malades affectés de gastralgies ; nous invoquons ici son expérience et son témoignage sur l'efficacité de nos eaux dans ces sortes de cas. »

Enfin, dans le même rapport, sont encore mentionnées plusieurs guérisons de *catarrhes de vessie*, de *catarrhes pulmonaires* chroniques, de diverses maladies cutanées, d'une *tumeur blanche* AVEC PLAIES FISTULEUSES, d'une *paralysie* COMPLÈTE chez une femme sur le retour et alitée depuis six ans, etc., etc.

M. le docteur Perinnet, chargé en 1843 et 1843 du service de santé de Bagnoles, parle des vertus curatives de ses eaux, avec une sorte d'enthousiasme que, depuis, ma propre expérience m'a fait rouver légitime. Voici, par exemple, quelques-uns des cas qui m'ont le plus vivement frappé.

1° M. le vice-amiral D., sur l'avis de M. Le Breton, arrive à Bagnoles dans les premiers jours de juin. M. D. a soixante-huit ans. Sa constitution me paraît profondément altérée, et présente tous les signes d'une sub-inflammation de l'appareil digestif. — Absence totale d'appétit, prostration générale, accablement de l'esprit et du corps, mouvement fébrile du pouls presque sans interruption, coloration paille ou terreuse de la peau, petite diarrhée chronique que rien n'a pu suspendre. — En résumé, M. D. me paraît dans une situation d'autant plus grave que son âge déjà avancé, diminue beaucoup ses chances de guérison. — Or, le 1er juillet, sans avoir pris d'autres remèdes que les eaux, M. le vice-amiral D. quitte Bagnoles, je ne dis pas seulement convalescent; mais si parfaitement rétabli, que je lui dis en riant, je m'en souviens : Partez, amiral, vous mangez trop ici; un excès de santé pourrait devenir dangereux à votre âge.

2° Une dame âgée de soixante ans, et dont je ne parviens pas à me rappeler le nom, se guérit *en quinze jours* d'une *hémiplégie* que l'extrême obésité de cette dame m'avait fait regarder comme incurable.

3° Mme L., de Condé, vint à Bagnoles en désespoir de cause. Agée de 25 à 26 ans, elle est pâle, amaigrie, et d'une telle faiblesse qu'elle ne peut pas faire cent pas sans se reposer. Indépendamment de violentes coliques nerveuses qu'on a vainement combattues par tous les moyens imaginables, Mme L. est atteinte d'une toux d'irritation dont le caractère semble annoncer la formation de tubercules dans les poumons. — Eh bien ! *vingt jours* après son arrivée, cette aimable personne, dont la gaîté naturelle est revenue avec la santé, n'a plus que le souvenir de sa toux et de ses coliques. Elle fait deux fois par jour, à pied, le tour du parc. Comme elle avait eu en arrivant la fantaisie de se peser, elle se pèse encore en partant et reconnaît, à sa grande surprise, qu'elle a gagné en *vingt jours, onze livres* d'embonpoint.

4° La suspension instantanée d'une migraine périodique chez Mme la marquise de R., passa dans l'établissement pour une sorte de miracle dont on eut le tort de me glorifier, puisque l'honneur en revenait presque exclusivement à un certain emploi des eaux.

5° Une jeune dame de la haute société parisienne, dont elle fait les délices, Mme Th., après avoir fréquenté sans profit les principaux établissements thermaux d'Italie, de France et d'Allemagne, se trouvait encore, l'année dernière, dans les conditions physiologiques les plus extraordinaires que j'aie jamais vues. Ne vivant pour ainsi dire artificiellement que de thé, de laitage, de salade et de légumes verts, Mme Th. *ne digérait ni le* PAIN *ni la viande.* Aussi, son excessive pâleur était-elle devenue proverbiale comme son amabilité. — Or, en dix-huit ou vingt jours, Mme T. se rétablit

COMPLÉTEMENT à Bagnoles, et mange aujourd'hui comme tout le monde.

6° Quatre ou cinq jeunes filles chlorotiques soumises à l'action combinée de l'eau thermale, de l'eau ferrugineuse et des bains en piscines, se guérirent de leurs battements de cœur et reprirent du teint avec une incroyable rapidité.

Tels sont les faits : je les livre sans commentaires aux méditations des médecins.

Je dois d'ailleurs ajouter que la vie qu'on mène à Bagnoles, vie de retraite et de plaisir à la fois, jointe à l'air balsamique qu'on y respire à l'ombre de ses forêts de pins (1), doit singulièrement favoriser l'action salutaire de ses eaux. Puis, « c'est le lieu du monde, dit M. Bourdon, où l'on se divertit le mieux. » Aussi, existe-t-il au milieu de ce pays perdu, dans cet oasis de la Normandie, un charme qui vous séduit et vous attache malgré vous. Cela tient-il à la beauté du site, à l'aménité des personnes qui s'y réunissent, au laisser-aller champêtre dont on y prend l'habitude, à la jeunesse qui y rit de si bon cœur, aux émanations féeriques du voisinage..... je ne sais ; mais ce que je sais bien, c'est que je n'ai pas vu un seul baigneur quitter Bagnoles sans regret. Quelques mots sur ses environs vont clore cette notice.

S'il est vrai que l'intérêt qui s'y rattache aux alentours d'un établissement de bain, entre pour beaucoup dans les éléments de sa prospérité, Bagnoles est à cet égard un lieu privilégié. L'antiquaire, le poète et le paysagiste pourront y vivre plusieurs mois en renouvelant chaque jour leurs impressions (2).

Bagnoles est la capitale du royaume des fées. Le compendium de ses légendes ferait dix gros volumes. Pas de pierre qui n'y ait son histoire ou son mythe, pas d'ormeau sa madone. Les saints et les démons, les génies et les chevaliers ont laissé partout, sur ses landes, les empreintes de leurs pas ou le symbole des miracles qu'ils y ont accompli ; mais procédons avec ordre.

Si, gravissant au sommet de la montagne boisée qui domine l'éta-

_____

(1) Je ne serais pas éloigné de croire, aux exhalaisons balsamiques des arbres résineux, une action spéciale dans le traitement de certaines maladies telles que les catarrhes, la phtisie, les scrofules, etc. Telle était au surplus l'opinion de Bordeu.

(2) On trouve à l'établissement des chevaux de selle et des voitures pour la promenade ; aussi, par les belles journées, laisse-t-on volontiers la lecture des journaux, le billard, le piano et le tir au pistolet pour les excursions plus ou moins lointaines.

blissement, vous ne vous égarez pas dans le réseau d'avenues et de sentiers rocailleux qui se croisent sur son versant, vous arrivez à un pavillon isolé qui domine tout le pays et qu'on nomme le *Belvédère*. Alors s'épanouit à vos yeux un horizon de dix lieues de diamètre embrassant des monts arides; la petite ville manufacturière de La Ferté-Macé, Couterne, le joli village de la Magdeleine, une vaste plaine, où se dessinent dans le lointain les méandres de la Mayenne, et la plupart des lieux dont nous allons parler.

Devant vous, presque sous vos pieds, l'établissement est au fond d'un gouffre qui vous donnerait le vertige si le rocher, qui rompt en falaise à deux cents pas de là, vous permettait d'en mesurer la profondeur.

A votre droite, les eaux de *La Vée* (le torrent de Bagnoles) retenues par le barrage d'une fonderie, transformée en moulin, forment ce beau lac encadré par la forêt d'Andaine, et dans lequel se mire sur la rive opposée une paisible *villa* dont vous ne voyez que le faîte.

Là, dans une sorte de musée d'antiques que vous serez admis à visiter, entre de belles toiles du Titien et des marquetteries de Jean Goujon se cache la poétique existence, non d'une fée, mais d'une muse, dont les écrits pseudonymes ont à peine trahi le mystère.

Devant vous encore, mais à l'horizon, la vieille cité de Domfront vous apparaît vaguement avec son château gothique, illustre par la défense du malheureux Montmorency; Domfront où vos souvenirs de collège voudront peut-être découvrir la maison du *Père Jean*, ce cynique héros d'un abominable chef-d'œuvre que nous avons lu tous en cachette pendant notre année de rhétorique.

Les magnifiques avenues de sapins, que vous apercevez à votre gauche, sont celles du manoir de Couterne, toujours ouvert à votre curiosité.

Cette haute tour en aiguille sert de phare indicateur aux ruines féodales de *Bonvouloir*, autour desquelles se groupent, à distances inégales, la vieille chapelle de *Lignou*, avec sa vierge miraculeuse, les riches futaies de la *Bermondière*, ou vécut Réaumur, le *Château du Diable*, dont on vous dira la burlesque et terrible histoire, *Saint-Horther*, aux bizarres croyances, puis enfin, à trois lieues de vous, l'antique château de *Lassay*.

Ce magnifique château, d'architecture romaine, merveilleusement conservé, et qui remonte, dit-on, au IXᵉ siècle, est à mon avis un des monuments les plus curieux que le temps ait respectés dans notre vieille Armorique. L'imposant aspect de ses huit tours, liées par des remparts, enceintes de fossés et dominant toute la plaine, m'en a plus appris sur l'histoire féodale de notre pays, que n'eût fait la lecture de cent volumes de chroniques. — Un véritable antiquaire ferait trois cents lieues pour voir Lassay (1).

Je suppose qu'en vous rendant à Bagnoles, vous avez visité, chemin faisant, au donjon de Falaise, la chambre où fut bercé Guillaume-le-Conquérant, le haras royal du Pin, un des plus beaux de France, le château de Rannes, etc. Peut-être même connaissiez-vous déjà le gothique manoir de Carrouges, où séjourna Louis XI, lors de sa visite au mont Saint-Michel, et où l'on vous aura montré sans doute, avec une riche galerie de tableaux, l'armure complète que portait Jean-le-Veneur de Carrouges à la bataille d'Azincourt. Mais il est peu probable que vous ayez eu le temps de vous arrêter devant toutes les ruines que possède le Bas-Maine, ce vaste musée d'antiques de nos provinces de l'Ouest.

Vagoritum et *Jublains* ont surtout des droits à votre attention.

Les ruines de Vagoritum, cité gauloise, capitale des Arviens, s'étendent sur les rives incultes de la petite rivière de Lerves, à quelques lieues de Bagnoles. — Jublains en est à douze lieues. Cette grande ville gallo-romaine, capitale des Diablentes, fut saccagée par les Barbares, dans les premiers siècles du christianisme. Ensevelie sous ses décombres, comme un immense cadavre, Jublains est là presque entière, avec ses rues, ses temples, sa citadelle, et semble attendre, dans le silence des morts, une résurrection que le fils de Dieu n'a pas promise à nos cités. La poussière de quinze siècles sert de linceul à cette autre Pompéïa, comme à la Pompéïa napolitaine, la cendre du Vésuve.

Si ces diverses excursions vous ont laissé quelques loisirs, vous irez visiter les grottes de Saulges, avec leurs stalactites et leur fée; Saint-Evron avec son église aux riches bas-reliefs et aux reliques, miraculeuses; puis enfin l'abbaye de Solesme et ses belles statues attribuées à Jean Goujon. — Que d'ailleurs la fatigue ne vous cause nul souci : une pierre déposée pieusement à votre retour sur une arbre de Saint-Horther vous rendra toutes vos forces. Telle est du moins la croyance des habitants du lieu, qui dans leur foi naïve, glorifient encore Saint-Horther des cures *miraculeuses*..... opérées à Bagnoles.

(1) Le château de Lassay appartient aujourd'hui à M. de Beauchêne, qui reçoit toujours les visiteurs avec une courtoisie digne du xv⁰ siècle.

NOTE

Sur les propriétés hygiénique et thérapeutique des eaux minérales azotées et de l'eau thermale de Bagnoles (de l'Orne), en particulier. — Communiquée à l'Académie des sciences par le docteur A. Teste (1).

L'étude chimique des eaux minérales ne pouvant avoir d'autre objet que de fournir à l'induction médicale des notions nouvelles et pratiques, cette étude n'est réellement fécondée que par l'expérience clinique dont la mission est de déterminer quelle corrélation existe entre tels ou tels principes minéralisateurs et le mode d'action exercée sur l'économie par les eaux qui recèlent ces principes.

Cette proposition paraîtra, je crois, assez évidente à l'Académie pour justifier la communication que je vais avoir l'honneur de lui faire.

Si l'on est à peu près fixé sur les propriétés hygiéniques des substances alimentaires azotées, il n'est pas à ma connaissance que les effets produits par l'usage journalier d'une boisson chargée d'azote ,à l'état gazeux, aient jamais été l'objet de recherches spéciales. Or, c'est sur ce point, qui me paraît aussi nouveau en hygiène qu'en thérapeutique, que je viens appeler, pendant quelques minutes, l'attention de l'Académie.

L'eau thermale de Bagnoles, en Normandie, bien que classée jusqu'à présent, parmi les eaux sulfureuses, ne doit pourtant, ni au soufre ni à aucun principe sulfureux, la plus remarquable de ses propriétés médicales. Vauquelin et M. Thierry de Caen, qui en firent l'analyse en 1815, y constatèrent particulièrement la présence d'un fluide élastique abondant, et en très grande partie formée d'un gaz dans lequel ces chimistes crurent reconnaître le caractère de l'azote.

En effet, des expériences ultérieures ont explicitement vérifié ce résultat présenté, dans le principe, sous forme d'hypothèse, et plusieurs analyses faites récemment sous mes yeux, ont dissipé toute espèce de doute sur la composition chimique du fluide signalé par M. Vauquelin et Thierry. Ce fluide est positivement un mélange

(1) L'auteur de cette note n'ayant pu, pour des raisons particulières, la lire personnellement à l'Académie , comme il espérait le faire dans la séance du 19 mai, en déposa le manuscrit au secrétariat de l'Institut.

d'azotect d'acide sulhydrique, dans la proportion approximative de 95 0|0 du premier de ces déuxgaz.

Si maintenant l'on ajoute, qu'à cela près d'un sédiment jaunâtre, spongieux, fortement azoté et analogue à la *baregine*, l'eau de Bagnoles, à peine troublée par les réactifs, ne diffère, pour ainsi dire, de l'eau distillée que par une excessive réfringence, on est forcé d'attribuer au mélange gazeux, qu'elle tient en suspension, les modifications très remarquables que son usage produit chez l'homme. Or, on verra bientôt que ces modifications sont précisément identiques à celles qui résultent d'une alimentation essentiellement azotée.

La plupart des eaux minérales, si l'on s'en rapporte aux panégyriques industriels dont elles sont chaque année l'objet, ont dans le traitement de toutes les maladies, la suprême efficacité que le fameux Paracelse attribuait jadis à son *onguent des armes*. L'eau de Bagnoles, au dire d'experts, a donc joui jusqu'à présent de l'étrange vertu de guérir tous les genres d'affections. Mais je sais maintenant ce qu'il faut rabattre de ces éloges indiscrets, car voici le résumé sincère de mes observations pendant les deux étés que j'ai passés à l'établissement thermal dont nous parlons.

Chez presque tous les baigneurs soumis à l'usage interne de l'eau de Bagnoles, j'ai reconnu :

1° Comme effets immédiats, pendant les premiers jours : une surexcitation générale des systèmes nerveux et circulatoire, accompagnée d'agitation nocturne plus ou moins prononcée suivant les sujets:

2° Développement progressif du pouls, sans augmentation de fréquence, abstraction faite des premiers instants de perturbation dont je viens de parler ;

3° Comme effets consécutifs : augmentation notable et rapide des forces, concordant avec un développement très sensible, et quelquefois même surprenant de l'appareil musculaire ;

4° Dans certains cas enfin où les baigneurs, abusant d'une boisson dont aucune propriété apparente ne leur révélait les inconvénients, en buvaient avec excès: anorexie, constipation, perte de l'appétit et altération particulière de l'haleine qui contractait alors une légère odeur *sui generis*, et analogue à celle qu'exhale le souffle des animaux carnassiers.

De ces considérations purement hygiéniques, le pathologiste induirait aisément, *a priori*, l'influence thérapeutique de l'eau de Bagnoles et les cas morbides où elle est indiquée. Voici d'ailleurs ce que j'ai observé :

1º De toute les maladies, celle qui se guérit le plus sûrement et le plus promptement à Bagnoles, c'est la *gastralgie*. Dans le traitement de cette maladie, l'eau de Bagnoles est un *spécifique*, dans la plus rigoureuse acception du mot. Durant mes deux années de séjour, je n'ai pas vu un seul insuccès ;

2º Viennent en seconde ligne : les scrofules, les chloroses, les paralysies passives, quelques maladies de peau, et généralement toutes les affections sub-inflammatoires que Brown eût rangées dans sa classe des maladies asthéniques ;

3º L'eau de Bagnoles, au contraire, bien qu'on l'ait préconisée dans le traitement de la goutte et des arthrites inflammatoires, est positivement impuissante contre ces maladies, si même elle n'est funeste. Les eczémas aigus, l'anévrisme, la diathèse apoplectique sont exactement dans le même cas. Mes souvenirs et les notes que j'ai recueillies ne me laissent pas à cet égard le moindre doute dans l'esprit.

Tel est donc, je le déclare en toute conscience, le résumé sommaire des observations hygiéniques et pathologiques que j'ai faites à Bagnoles. Or, si l'on rapproche ces observations de la composition chimique de cette eau thermale, n'est-il pas évident, ou tout au moins infiniment probable que l'azote qu'elle contient est la cause presque exclusive des résultats qu'elle produit. On ne saurait en effet disconvenir que dans les différents cas que j'ai mentionnés, l'usage soutenu des viandes fortes amènerait à peu près les mêmes conséquences. Mais l'immense avantage de l'eau de Bagnoles sur les viandes, c'est que la première est parfaitement digérée par des malades qui depuis longtemps ont cessé de digérer les viandes et même les aliments regardés comme infiniment plus légers : point important qui, je le répète, semble offrir à la thérapeutique une ressource présente et nouvelle, et que je livre avec confiance à la haute appréciation de l'Académie (1).

(1) Un dépôt de l'eau thermale de Bagnoles vient d'être établi à Paris, à la pharmacie Cornet de l'Orne, rue Ste-Marguerite-St-Germain, 30. Nous ne saurions trop en recommander l'usage aux personnes atteintes d'affections chroniques des voies digestives.

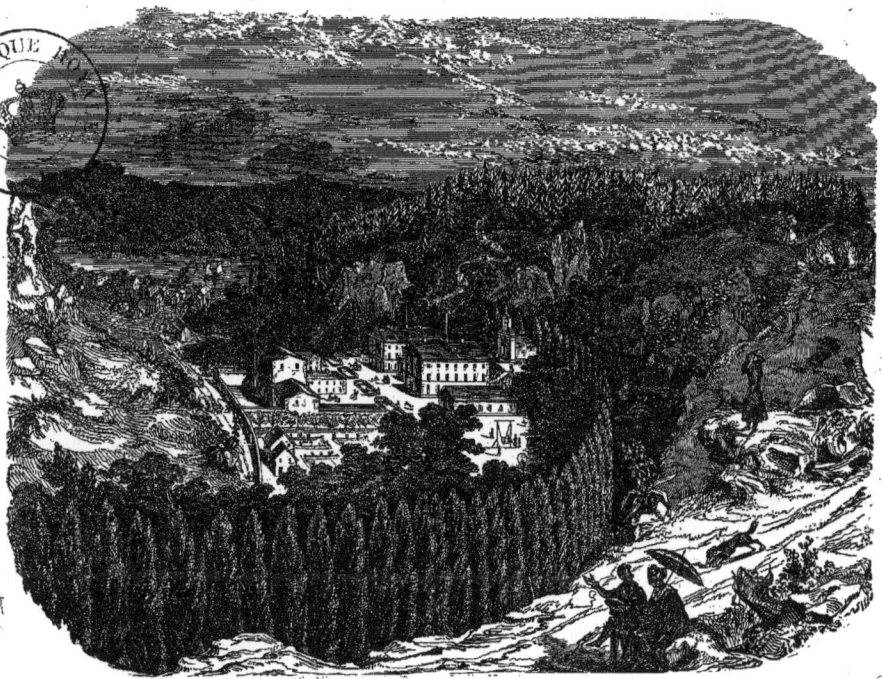

www.ingramcontent.com/pod-product-compliance
Lightning Source LLC
Chambersburg PA
CBHW060719280326
41933CB00012B/2485